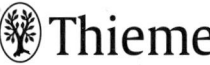

Expertengruppe

Martina Bögel, Weinmann GmbH, Hamburg
Andreas Bosch, Heinen & Löwenstein GmbH, Bad Ems
Jörg Brambring, Heimbeatmungsservice Brambring Jaschke GmbH, Unterhaching
Stephan Budweiser, Klinik Donaustauf
Dominic Dellweg, Fachkrankenhaus Kloster Grafschaft GmbH, Schmallenberg
Peter Demmel, MDK Bayern, München
Rolf Dubb, Klinikum Stuttgart – Katharinenhospital
Jens Geiseler, Asklepios Fachkliniken München-Gauting
Frank Gerhard, isb Ambulante Dienste gGmbH, Wuppertal
Uwe Janssens, St.-Antonius-Hospital Eschweiler
Thomas Jehser, Gemeinschaftskrankenhaus Havelhöhe, Berlin
Anne Kreiling, Deutsche Gesellschaft für Muskelkranke e.V., Baunatal
Thomas Köhnlein, Medizinische Hochschule Hannover
Uwe Mellies, Universitätsklinikum Essen
F. Joachim Meyer, Medizinische Universitätsklinik Heidelberg
Winfried Randerath, Krankenhaus Bethanien gGmbH, Solingen
Bernd Schönhofer, Klinikum Hannover Oststadt
Bernd Schucher, Krankenhaus Großhansdorf
Karsten Siemon, Fachkrankenhaus Kloster Grafschaft GmbH, Schmallenberg
Helmut Sitter, Philipps-Universität Marburg (AWMF)
Jan Hendrik Storre, Universitätsklinik Freiburg
Stephan Walterspacher, Universitätsklinik Freiburg
Steffen Weber-Carstens, Charité – Universitätsmedizin Berlin
Wolfram Windisch, Universitätsklinik Freiburg
Martin Winterholler, Krankenhaus Rummelsberg, Schwarzenbruck
Kurt Wollinsky, Universitäts- und Rehabilitationskliniken Ulm

Beteiligte Fachgesellschaften

Deutsche Gesellschaft für Pneumologie und Beatmungsmedizin e.V. (DGP)
Arbeitsgemeinschaft für Heimbeatmung und Respiratorentwöhnung e.V. (AGH)
Deutsche Gesellschaft für Anästhesiologie und Intensivmedizin e.V. (DGAI)
Deutsche Gesellschaft für Fachkrankenpflege und Funktionsdienste e.V. (DGF)
Deutsche Gesellschaft für Kardiologie – Herz- und Kreislaufforschung e.V. (DGK)
Deutsche Gesellschaft für Kinderheilkunde und Jugendmedizin e.V. (DGKJ)
Deutsche Gesellschaft für Muskelkranke e.V. (DGM)
Deutsche Gesellschaft für Neurologie e.V. (DGN)
Deutsche Gesellschaft für Palliativmedizin e.V. (DGP)
Deutsche Gesellschaft für Schlafforschung und Schlafmedizin (DGSM)
Industrieverband Spectaris
Medizinischer Dienst der Krankenversicherung Bayern (MDK Bayern)

S2-Leitlinie
Nichtinvasive und invasive Beatmung als Therapie der chronischen respiratorischen Insuffizienz

Kurzfassung

Herausgegeben von der Deutschen Gesellschaft
für Pneumologie und Beatmungsmedizin e. V. (DGP)

Wolfram Windisch
Stephan Walterspacher
Karsten Siemon
Jens Geiseler
Helmut Sitter

Georg Thieme Verlag KG
Stuttgart · New York

Kontaktadresse:
Prof. Dr. Wolfram Windisch
Abteilung Pneumologie
Universitätsklinik Freiburg
E-Mail: Wolfram.Windisch@
uniklinik-freiburg.de

*Bibliografische Information
der Deutschen Nationalbibliothek*

Die Deutsche Nationalbibliothek
verzeichnet diese Publikation in der
Deutschen Nationalbibliografie;
detaillierte bibliografische Daten sind
im Internet über http://dnb.d-nb.de
abrufbar.

Hinweis:
Die ausführliche Fassung der Leitlinie
Nichtinvasive und invasive Beatmung
als Therapie der chronischen respiratorischen Insuffizienz wurde publiziert in
der Zeitschrift Pneumologie Heft 4/2010.

Die Drucklegung dieser Kurzfassung
wurde unterstützt durch die Firmen
VitalAire GmbH, Hamburg; Vivisol
Deutschland GmbH/Bösch Flüssigsauer-
stoff GmbH, Neufahrn; ResMed GmbH &
Co. KG, Martinsried; MPV TRUMA, Putz-
brunn; Heinen + Löwenstein GmbH &
Co. KG, Herrsching; Weinmann, Geräte für
Medizin GmbH & Co. KG.

Wichtiger Hinweis: Wie jede Wissen-
schaft ist die Medizin ständigen Ent-
wicklungen unterworfen. Forschung und
klinische Erfahrung erweitern unsere Er-
kenntnisse, insbesondere was Behandlung und medikamentöse Therapie anbe-
langt. Soweit in diesem Werk eine
Dosierung oder eine Applikation erwähnt
wird, darf der Leser zwar darauf vertrau-
en, dass Autoren, Herausgeber und Verlag
große Sorgfalt darauf verwandt haben,
dass diese Angabe dem **Wissensstand bei
Fertigstellung des Werkes** entspricht.

Für Angaben über Dosierungsanwei-
sungen und Applikationsformen kann
vom Verlag jedoch keine Gewähr über-
nommen werden. **Jeder Benutzer ist an-
gehalten,** durch sorgfältige Prüfung der
Beipackzettel der verwendeten Präparate
und gegebenenfalls nach Konsultation eines Spezialisten festzustellen, ob die dort
gegebene Empfehlung für Dosierungen
oder die Beachtung von Kontraindikationen gegenüber der Angabe in diesem
Buch abweicht. Eine solche Prüfung ist
besonders wichtig bei selten verwendeten Präparaten oder solchen, die neu auf
den Markt gebracht worden sind. **Jede
Dosierung oder Applikation erfolgt auf
eigene Gefahr des Benutzers.** Autoren
und Verlag appellieren an jeden Benutzer, ihm etwa auffallende Ungenauigkei-
ten dem Verlag mitzuteilen.

© 2010 Georg Thieme Verlag KG
Rüdigerstraße 14
70469 Stuttgart
Deutschland
Homepage: http://www.thieme.de

Printed in Germany

Umschlaggestaltung:
  Thieme Verlagsgruppe
Satz: Ziegler + Müller, Kirchentellinsfurt
Druck und Bindung: Grafisches Centrum
  Cuno GmbH & Co. KG, Calbe

ISBN 978-3-13-154641-8

1 2 3 4 5 6

Anschrift der Autoren

Prof. Dr. med. Wolfram Windisch
Universitätsklinik Freiburg
Abteilung Pneumologie
Killianstraße 5
79106 Freiburg

Dr. med. Stephan Walterspacher
Universitätsklinik Freiburg
Abteilung Pneumologie
Killianstraße 5
79106 Freiburg

Dr. med. Karsten Siemon
Fachkrankenhaus Kloster Grafschaft GmbH
Zentrum für Pneumologie und Allergologie
Annostraße 1
57392 Schmallenberg – Grafschaft

Dr. med. Jens Geiseler
Asklepios Fachkliniken München-Gauting
Klinik für Intensivmedizin und Langzeitbeatmung
Robert-Koch-Allee 2
82131 Gauting

PD Dr. Helmut Sitter
Institut für Chirurgische Forschung
Philipps-Universität Marburg
35033 Marburg

Inhaltsverzeichnis

1 Einführung 1

2 Technische Ausstattung 4

3 Einstellung/Umstellung/Kontrolle der Beatmung 7

4 Organisation der außerklinischen Beatmung 10

5 Obstruktive Atemwegserkrankungen 13

6 Thorakal-restriktive Erkrankungen 16

7 Obesitas-Hypoventilations-Syndrom 18

8 Neuromuskuläre Erkrankungen 21

9 Besonderheiten in der Pädiatrie 26

10 Ethische Betrachtungen 29

Abkürzungsverzeichnis 30

1 Einführung

1.1 Hintergrund

Die in den letzten Jahren zunehmende Anzahl wissenschaftlicher Publikationen zur maschinellen Beatmung als Therapie der chronischen respiratorischen Insuffizienz (CRI), die rasant zunehmende Anwendung der außerklinischen Beatmung, sowie die aktuelle gesundheitspolitische Auseinandersetzung vor dem Hintergrund des Kostendrucks im Gesundheitssystem und der Notwendigkeit zur Gestaltung von entsprechenden Versorgungsstrukturen machen die Formulierung einer fachübergreifenden wissenschaftlichen Leitlinie mit folgenden Zielen notwendig:

- Darstellung der Indikationen einschließlich des geeigneten Zeitpunkts zur Einleitung einer außerklinischen Beatmung.
- Festlegung des diagnostischen und therapeutischen Vorgehens bei Einleitung der Beatmung.
- Skizzierung des Vorgehens bei Überleitung in die außerklinische Beatmung.
- Festlegung von Anforderungen an die technische und personelle Ausstattung von Institutionen, die bei der Behandlung von Patienten mit außerklinischer Beatmung beteiligt sind.
- Aufstellung von Kriterien zur Qualitätssicherung bei außerklinischer Beatmung.

1.2 Volltext

Die vorliegende Kurzfassung der Leitlinie basiert auf dem ausführlichen Volltext, der kostenfrei über die Internetpräsenzen der Deutschen Gesellschaft für Pneumologie und Beatmungsmedizin e.V. (DGP: www.pneumologie.de), der Arbeitsgemeinschaft für Heimbeatmung und Respiratorentwöhnung e.V. (AGH: www.heimbeatmung.de) sowie der Arbeitsgemeinschaft der Wissenschaftlichen Medizinischen Fachgesellschaften e.V. (AWMF: www.uni-duesseldorf.de/AWMF) bezogen werden kann. Zudem ist die Vollversion in der Zeitschrift Pneumologie veröffentlicht worden (Windisch W. et al. Pneumologie 2010; 64:207–240).

1.3 Methodik

Die Leitlinie wurde nach dem System der AWMF entwickelt und entspricht der Stufe S2, wobei sowohl eine formale Evidenzrecherche als auch eine formale Konsensfindung im Rahmen von Leitlinienkonferenzen durchgeführt wurde. Die Literatur wurde durch eine formalisierte Literaturrecherche in den zentralen medizinischen Datenbanken und durch individuelle Empfehlungen gesammelt.

1.4 Wissenschaftliche Grundlagen

Das respiratorische System besteht aus zwei unabhängig voneinander limitierbaren Anteilen, dem gasaustauschenden System (Lunge) und dem ventilierenden System (Atempumpe). Bei pulmonaler Insuffizienz ist abgesehen von einer schwersten Gasaustauschstörung, welche die Anwendung eines positiven Atemwegdrucks notwendig macht, eine Sauerstofftherapie ausreichend. Dagegen ist bei ventilatorischer Insuffizienz primär eine Beatmung notwendig (s. Abb. **1**).

Pathophysiologisch kommt es bei der ventilatorischen Insuffizienz zu einer erhöhten Last und/oder verminderten Kapazität der

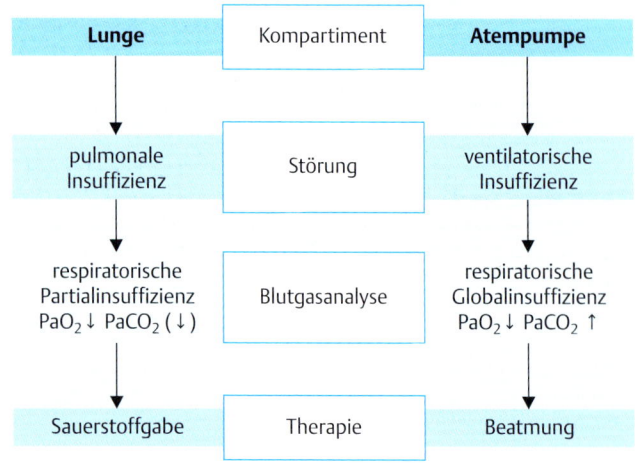

Abb. **1** Das respiratorische System.

Atemmuskulatur, was in eine atemmuskuläre Überbeanspruchung mündet. Die konsekutive Hypoventilation manifestiert sich häufig zunächst unter Belastung und/oder während des Schlafes, initial insbesondere während des REM-Schlafes. Die potenziellen Störmöglichkeiten sind vielfältig, wobei zentrale Atemregulationsstörungen, neuromuskuläre Erkrankungen (NME), Thoraxdeformitäten, die chronisch obstruktive Lungenerkrankung (COPD) sowie das Obesitas-Hypoventilations-Syndrom (OHS) die Hauptursachen einer ventilatorischen Insuffizienz darstellen.

Eine ventilatorische Insuffizienz kann akut auftreten und geht dann mit einer respiratorischen Azidose einher. Bei chronischer ventilatorischer Insuffizienz wird die respiratorische Azidose dagegen metabolisch durch Bikarbonatretention kompensiert. Häufig entwickeln sich auch akute Verschlechterungen auf dem Boden einer bereits bestehenden chronischen Störung, was blutgasanalytisch ein Mischbild mit hohem Bikarbonatwert und erniedrigtem pH produziert.

Die Symptome einer chronischen ventilatorischen Insuffizienz sind vielfältig und oft kombiniert mit Symptomen der jeweiligen Grunderkrankung, wobei Luftnot, morgendliche Kopfschmerzen und Symptome von schlafbezogenen Atemstörungen im Vordergrund stehen.

Patienten mit einer chronischen ventilatorischen Insuffizienz können elektiv auf eine außerklinische Beatmung eingestellt werden, die sie meist intermittierend durchführen, wobei in der Regel eine nächtliche Beatmung im Wechsel mit Spontanatmungsintervallen am Tag steht. Diese Beatmungstherapie kann invasiv über ein Tracheostoma oder nichtinvasiv über Gesichtsmasken erfolgen. Darunter verbessern sich die Blutgase sowohl unter Beatmung als auch im nachfolgenden Spontanatmungsintervall. Als Zielwert dient die maximale Absenkung des Kohlendioxidpartialdrucks ($PaCO_2$) unter Berücksichtigung von Nebenwirkungen und Akzeptanz der Beatmung, im günstigsten Falle die Normokapnie.

2 Technische Ausstattung

Die Indikationsstellung, die Auswahl des Beatmungsgeräts, des Beatmungsmodus und der Beatmungsparameter sind ärztliche Aufgabe und unterliegen der ärztlichen Verantwortung. Unkontrollierte Veränderungen der Beatmung können zu potenziell lebensbedrohlichen Komplikationen führen. Veränderungen am Beatmungssystem oder der Einstellung dürfen nur nach ärztlicher Anordnung und in der Regel unter klinischer Überwachung erfolgen. Explizit zu nennen sind folgende Bereiche:

2.1 Beatmungsgeräte

Die grundsätzlichen Anforderungen an Beatmungsgeräte werden durch die ISO-Normen geregelt, die zwischen „Heimbeatmungsgeräten für vom Gerät abhängige Patienten" (ISO 10651-2: 2004) und „Heimbeatmungsgeräten zur Atemunterstützung" (ISO 10651-6: 2004) unterscheiden. Bei einer lebenserhaltenden Beatmung und bei Patienten, die sich die Maske nicht selbst entfernen können ist ein Beatmungsgerät mit einem internen Akku notwendig (ISO 10651-2: 2004). Wenn die Spontanatmungsfähigkeit zeitlich stark reduziert ist (tägliche Beatmungszeiten > 16 Sunden) wird ein externer Akku (Kapazität mindestens 8–10 Stunden) erforderlich. Bei einer Beatmungsdauer von > 16 Stunden/Tag muss außerdem ein zweites, identisches Beatmungsgerät verordnet werden. Der Austausch von Beatmungsgeräten auf einen anderen Typ oder die Umstellung des Beatmungsmodus muss unter stationären Bedingungen in einem Beatmungszentrum erfolgen.

2.2 Schlauch- und Ausatemsystem

In der Regel werden Einschlauchsysteme mit einem entsprechenden patientennahen Ausatemsystem verwendet. Bei den offenen sogenannten Leckagesystemen sind patientennah definierte Öffnungen im Schlauchsystem oder in der Maske zur exspiratorischen CO_2-Elimination vorhanden. Voraussetzung hierfür ist ein kontinuierlicher positiver Druck in der Ausatmung (EPAP: expiratory positive airway pressure), da es sonst zu einer relevanten CO_2-Rückatmung aus dem Schlauchsystem kommen kann. Alternativ kommen pneumatisch gesteuerte Ausatemventile zum Einsatz. Ein Wechsel des Ausatemsystems muss unter stationärer Kontrolle erfolgen.

2.3 Beatmungszugang

Für die außerklinische nichtinvasive Beatmung (NIV) stehen Nasenmasken, Nasenmundmasken, Ganzgesichtsmasken, Mundmasken und Mundstücke zur Verfügung. Die Wahl richtet sich nach der Akzeptanz des Patienten sowie nach der Beatmungseffektivität. Jeder Patient muss mindestens eine Reservemaske haben; bei langen Beatmungszeiten können mehrere verschiedene Masken zur Druckstellenentlastung notwendig sein.

Bei invasiver außerklinischer Beatmung muss das Tracheostoma stabil, d.h. in der Regel epithelialisiert sein. Bei der Beatmung über Trachealkanülen können geblockte oder ungeblockte Kanülen verwendet werden. Bei der Verwendung von geblockten Kanülen ist ein Cuffdruckmesser erforderlich. Zusätzlich zur erforderlichen Reservekanüle in gleicher Größe muss stets eine kleinere Kanüle in Reserve vorhanden sein, um bei schwierigem Kanülenwechsel die Notkanülierung zu ermöglichen.

2.4 Befeuchtungssysteme

Grundsätzlich werden aktive und passive Systeme zur Konditionierung (Befeuchtung und Erwärmung) unterschieden (Tab. **1**).

Tabelle **1** Befeuchtungssysteme.

aktiv		passiv
Bubble through humidifiers	*Pass over humidifiers*	*Heat and Moisture Exchanger (HME)*
Luft durchströmt Wasser	Luft überströmt Wasser	konserviert patienteneigene Feuchtigkeit und Atemwegstemperatur
steriles Wasser erforderlich	kein steriles Wasser erforderlich	kann die Atemmechanik verändern Nie in Verbindung mit aktivem System benutzen!

2.5   Weiteres Zubehör

Geräteseitige Partikelfilter im Bereich des Lufteinlasses sind notwendig. Für Filter im Auslassbereich des Geräts sind für die außerklinische Anwendung keine sicheren Aussagen zur Notwendigkeit möglich. Ein Wechselintervall von 1 – 7 Tagen ist zu empfehlen.

Die Sauerstoffflussrate wird klinisch titriert. Ein außerklinisches Monitoring mittels Pulsoxymeter ist nicht regelhaft notwendig. Eine Ausnahme stellen Patienten mit neuromuskulären Erkrankungen und Husteninsuffizienz (s. Kap. 8), sowie Kinder (s. Kap. 9) dar. Hier kann ein Sättigungsabfall frühzeitig einen drohenden, relevanten Sekretverhalt anzeigen. Bei invasiver Beatmung kann zudem eine punktuelle Messung sinnvoll sein.

Invasiv beatmete Patienten benötigen leistungsstarke, netzunabhängige Absauggeräte (Flussrate > 25 l/min) inklusive Ersatzgerät sowie einen Beatmungsbeutel.

2.6   Empfehlungen

- Veränderungen des Beatmungssystems oder der Beatmungseinstellung sind nur nach ärztlicher Anordnung und unter klinischer Überwachung durchzuführen.
- Ein zweites Beatmungsgerät und ein externer Akku sind bei Beatmungszeiten > 16 Stunden/Tag notwendig.
- Jeder nichtinvasiv beatmete Patient benötigt mindestens eine Reservemaske; jeder invasiv beatmete Patient benötigt mindestens eine Reservekanüle.
- Bei invasiver Beatmung ist eine Befeuchtung zwingend erforderlich. Bei nichtinvasiver Beatmung ist diese bei typischen Symptomen sinnvoll.
- Bei neuromuskulären Erkrankungen mit Husteninsuffizienz ist ein Pulsoxymeter zur punktuellen Anwendung notwendig.

3 Einstellung/Umstellung/Kontrolle der Beatmung

3.1 Beatmungszentrum

Die außerklinische Beatmung muss um ein Beatmungszentrum organisiert sein. Ein Beatmungszentrum ist ein Zentrum mit Expertise in der Indikationsstellung, dem Beginn und der Überwachung einer außerklinischen Beatmung. Die genaue Definition hinsichtlich Struktur- und Prozessqualität wird in Zukunft näher definiert werden. Die Akkreditierung von Beatmungszentren ist anzustreben.

3.2 Diagnostik

Neben der Anamnese und der körperlichen Untersuchung sind folgende technische Untersuchungen vor Beatmungseinleitung erforderlich:
- Basislabor und EKG
- Raumluft-Blutgasanalysen (Tag und Nacht), bzw. unter Sauerstoffgabe, ggf. kontinuierliche transkutane nächtliche CO_2-Messung (PT_cCO_2)
- Lungenfunktion, ggf. atemmuskuläre Funktionsmessung und Hustenstoßmessung
- Röntgen des Thorax in zwei Ebenen
- Nächtliche Polygrafie/Polysomnografie
- Belastungsuntersuchung (z. B. 6-Minuten-Gehtest, Ergometrie)
- ggf. Echokardiografie bei V. a. kardiale Komorbidität

Eine alleinige nächtliche Oxymetrie genügt zur Feststellung einer nächtlichen Hypoventilation und zur Indikationsstellung der außerklinischen Beatmungstherapie nicht.

3.3 Beatmungseinleitung

Ziel ist eine Besserung der klinischen Symptomatik und Reduktion des $PaCO_2$ bis hin zur Normokapnie. Die Indikationsstellung und Auswahl des Beatmungsgerätes sowie des Zubehörs obliegt dem behandelnden Arzt im Beatmungszentrum, der die Ersteinstellung selber durchführt oder an speziell geschultes medizinisches Assistenzpersonal, nicht jedoch an Mitarbeiter von Geräteprovidern, delegieren kann. Es gelten folgende Kriterien:

- Beginn der Beatmung am Tage auf spezialisierter Normalstation, Schlaflabor oder Überwachungseinheit (Intermediate Care Station, selten Intensivstation).
- Ersteinstellung unter Puls- und Blutdruckkontrolle, Kontrolle der Blutgasanalyse, Oxymetrie und/oder PT_cCO_2-Bestimmung sowie Messung der Atemzugvolumina.
- Das inspiratorische Druckniveau unter druckkontrollierter Beatmung (ggf. Hybridmodus) kann je nach Grunderkrankung oberhalb von 30 mbar liegen (insbesondere bei der COPD).
- Bei SaO_2 < 90 % oder PaO_2 < 55 mmHg unter optimaler Beatmung ist die zusätzliche Sauerstofflangzeittherapie (LTOT) indiziert.
- Ziel ist die nächtliche Beatmung, jedoch ist auch die Beatmung am Tage effektiv; ggf. kann eine Kombination von nächtlicher Beatmung und Beatmung am Tag erfolgen.
- Im Verlauf der Ersteinstellung muss die Effektivität der Beatmung mittels Bestimmung des $PaCO_2$ unter Spontanatmung sowie unter Beatmung, ergänzt um nächtliche Messungen (Polygrafie/Pulsoxymetrie, Polysomnografie, PT_cCO_2, punktuelle Blutgasanalysen) überprüft werden.

3.4   Kontrollen

Die erste Kontrolluntersuchung mit nächtlicher Diagnostik sollte innerhalb der ersten 4 – 8 Wochen erfolgen. Erfassung von Nebenwirkungen der Beatmung sowie eine Überprüfung des kompletten Beatmungssystems sind obligat. Bei schlechter Adhärenz können wiederholte stationäre Kontrollen sinnvoll sein. Bei fehlender Therapieeffektivität aufgrund mangelhafter Adhärenz trotz optimaler Therapieeinstellung sollte die Beatmung beendet werden. Weitere Kontrollen empfehlen sich 1 – 2 × jährlich, abhängig von Art und Progression der Grunderkrankung, sowie der Qualität der bisher erreichten Einstellung.

3.5   Wechsel von Beatmungsgerät und -zugang

Der Austausch baugleicher Beatmungsgeräte unter Beibehaltung aller Parameter kann außerklinisch erfolgen. Unterschiedliche Geräte, auch desselben Herstellers, müssen unter stationärer Kontrolle im Beatmungszentrum ausgetauscht werden. Der Wechsel auf andere

Trachealkanülenmodelle und Beatmungsmasken darf ebenfalls nur in Zusammenarbeit mit dem Beatmungszentrum, ggf. stationär, erfolgen. Bei Trachealkanülenmodellwechsel ist eine bronchoskopische Kontrolle anzustreben.

3.6 Empfehlungen

- Die Einstellung der außerklinischen Beatmung muss in einem Beatmungszentrum erfolgen.
- Ziel der Beatmung ist die Beseitigung der Hypoventilation unter Beatmung sowie die CO_2-Reduktion bis hin zur Normokapnie am Tage während der Spontanatmung.
- Nach Erreichen der bestmöglichen Ventilation sind die Kriterien für eine zusätzliche Langzeitsauerstofftherapie zu überprüfen.
- Die erste Beatmungskontrolle muss kurzfristig stationär erfolgen (innerhalb von 4–8 Wochen) und beurteilt den Therapieerfolg anhand subjektiver, klinischer und messtechnischer Parameter.
- Modifikationen der Beatmung (Parameter, Beatmungszugang) dürfen nur in Zusammenarbeit mit dem Beatmungszentrum erfolgen.
- Baugleiche Geräte können mit identischer Einstellung ambulant getauscht werden. Bauungleiche Geräte müssen unter stationären Bedingungen im Beatmungszentrum getauscht werden.

4 Organisation der außerklinischen Beatmung

Im Vordergrund der Betreuung Beatmeter steht eine bedarfsgerechte, qualitativ hochwertige Versorgung. Ziel ist zu jedem Zeitpunkt die Anpassung des Pflegeumfangs an die Notwendigkeit von Beatmungsdauer, -zugang und den Einbezug der Angehörigen. Dies ist nur durch enge Absprache und übergreifende Koordination aller beteiligten Berufsgruppen möglich.

4.1 Entlassungsvoraussetzungen

Die Übergangsphase aus dem klinischen in den außerklinischen Bereich ist sehr vulnerabel. Aus Gründen der Lebensqualität ist die Unterbringung zu Hause zu bevorzugen. Der Zeitpunkt der Entlassung setzt voraus, dass die Grund- und Begleiterkrankung(-en) stabil sind und dass die Kostenübernahme und Versorgung mit den notwendigen Geräten, Hilfsmitteln und Materialien gesichert ist. Falls sich der Beatmete noch nicht in einer für ihn optimalen Funktions- und Leistungsfähigkeit befindet, sind (früh-) rehabilitative Maßnahmen zu erwägen.

4.2 Außerklinisches Betreuungsteam

Die Betreuung eines außerklinisch beatmeten Patienten besteht aus:
- Ärztlicher Weiterbetreuung (in der Regel Pneumologen, Anästhesisten, Pädiater oder Neurologen) in Zusammenarbeit mit dem Beatmungszentrum.
- Außerklinischem Pflegeteam, Laienhelfer (auch Angehörige).
- Versorgung und technische Kontrolle der Hilfsmittel durch den Geräteprovider.
- Therapeutischem Team (Logopädie, Ergotherapie, Physiotherapie, Sozialpädagogen, Pädagogen).

Ein qualifizierter Pflegedienst sowie die Geräteversorger müssen immer kontaktierbar sein.

4.3   Assistive und fachpflegerische Versorgung

Bei der assistiven Versorgung (niedriges Qualifikationsniveau) wird in der Regel eine Hilfestellung ohne examinierte Qualifikation benötigt, während die fachpflegerische Versorgung (hohes Qualifikationsniveau) immer auf eine qualifizierte, durch examiniertes Pflegepersonal durchgeführte, Behandlung angewiesen ist. Die notwendige Versorgungsqualität ist von der Beatmungsabhängigkeit und Autonomie des Patienten abhängig; die Entscheidung obliegt dem Beatmungszentrum. Für die Ausbildungs- und Qualifikationskriterien qualifizierter Pflegedienste sei auf die detaillierte Fassung der Leitlinie (s. Kap. 1) verwiesen.

4.4   Überleitmanagement

Das Überleitmanagement-Team sollte sich (in Kooperation mit dem Patienten und den Angehörigen) aus folgenden Berufsgruppen zusammensetzen und frühzeitig die Entlassung planen:

- Überleitmanager
- Arzt (klinisch und außerklinisch)
- Pflegeteam (klinisch und außerklinisch)
- Geräteprovider
- Sozialarbeiter, Sozialpädagogen
- ggf. Therapeuten
- ggf. Leistungsträger

Die Minimalanforderungen einer Entlassungs-Ausstattungs-Checkliste umfassen:

- Technische Ausstattung der Beatmung und der Überwachung inkl. Zubehör
- Personelle Standards der Überwachung (Anwesenheitszeiten der Pflege)
- Zeitrahmen und Inhalte der Pflegemaßnahmen
- Art des Beatmungszugangs, Reinigungs- und Wechselintervalle
- Beatmungsmodus unter Angabe sämtlicher Parameter
- Beatmungsdauer bzw. Dauer möglicher Spontanatmungsphasen
- Sauerstoffflussrate während Beatmung und Spontanatmung
- Maßnahmen zum Sekretmanagement
- Applikation von inhalativen Medikamenten
- Bedarfsplanung der Ernährung
- Psychosoziale Betreuung des Patienten und ggf. der Angehörigen

- Weitere therapeutische und pädagogische Maßnahmen
- Weitere Hilfsmittel (z. B. Rollator, Pflegebett, Kommunikationshilfen)

4.5 Überwachung und Dokumentation außerklinischer Beatmung

Bei permanenter Beatmung sind die Beatmungsparameter und -messwerte kontinuierlich zu überwachen und bedarfsgerecht zu dokumentieren. Dies hat mindestens einmal pro Schicht zu erfolgen. Klinische Veränderungen (z. B. zunehmende Spontanatmungszeiten, Verschlechterungen) bedürfen einer ärztlichen Konsultation/Therapie. Beim Verhalten in Notfallsituationen sind die medizinisch notwendigen und vom Patienten vorverfügten Aspekte (s. Kap. 10) zu beachten.

4.6 Geräteprovider

Der Geräteprovider ist für die Einweisung aller an der Pflege Beatmeter involvierten Personen verantwortlich. Eine zusätzliche Einweisung am Entlassungstag und eine Funktionsprüfung der Geräte am endgültigen Beatmungsort sind generell wünschenswert, bei fachpflegerischer Versorgung obligat. Bei technischen Problemen mit dem Beatmungsgerät und/oder -zugang muss eine Problemlösung am Patienten innerhalb von 24 Stunden möglich sein.

4.7 Empfehlungen

- Die außerklinische Beatmung muss um ein Beatmungszentrum organisiert sein, der Arzt ist für die Organisation der außerklinischen Versorgung verantwortlich.
- Kostenübernahme und Versorgung mit Geräten, Hilfsmitteln und Materialien müssen vor Entlassung sichergestellt sein.
- Fachpflegerische Versorgung ist umfangreicher als assistive Versorgung und benötigt höher qualifiziertes Pflegepersonal.
- Der Geräteprovider muss eine ständige Erreichbarkeit mit zeitnaher und bedarfsgerechter Versorgung gewährleisten. Eine Geräteeinweisung ist obligat.

5 Obstruktive Atemwegserkrankungen

Die primäre Therapieoption bei COPD mit chronischer ventilatorischer Insuffizienz ist die NIV. Eine langfristige invasive Beatmung über ein Tracheostoma stellt heute eine Ausnahmesituation dar, überwiegend nach Weaning-Versagen.

NIV kann in Kombination mit Physiotherapie bei Mukoviszidose das Abhusten des zähen Atemwegssekrets erleichtern.

5.1 Indikationen

Bei Symptomen der chronischen ventilatorischen Insuffizienz und Einschränkungen der Lebensqualität bei COPD gelten folgende Indikationskriterien (mindestens 1 Kriterium muss erfüllt sein) (s. Abb. **2**):

- chronische Tages-Hyperkapnie mit $PaCO_2 \geq 50$ mmHg
- nächtliche Hyperkapnie mit $PaCO_2 > 55$ mmHg
- stabile Tages-Hyperkapnie mit 46–50 mmHg und Anstieg des $PT_cCO_2 \geq 10$ mmHg während des Schlafs
- stabile Tages-Hyperkapnie mit $PaCO_2$ 46–50 mmHg und mindestens 2 akute, hospitalisationspflichtige Exazerbationen mit respiratorischer Azidose in den letzten 12 Monaten
- im direkten Anschluss an eine akute, beatmungspflichtige Exazerbation, nach klinischer Einschätzung

Relative Kontraindikationen stellen eine mangelhafte Adhärenz bei der medikamentösen Therapie und/oder LTOT dar. Eine komplette Einstellung des Nikotinabusus ist anzustreben.

5.2 Durchführung

- Kontrollierter Beatmungsmodus mit Beatmungsdrücken von 20 bis 40 mbar.
  Druckeskalation bis zur Erreichung der Normokapnie oder maximaler Toleranz.
- Schneller Anstieg des Inspirationsdrucks (0,1 bis 0,2 Sekunden).
- Bei assistierter oder assistiert-kontrollierter Beatmung kann ein PEEP sinnvoll sein.
- Minimale Therapiedauer von 4,5 Stunden/Tag.
- Die stationäre Einleitung einer NIV kann bis zu 2 Wochen betragen.

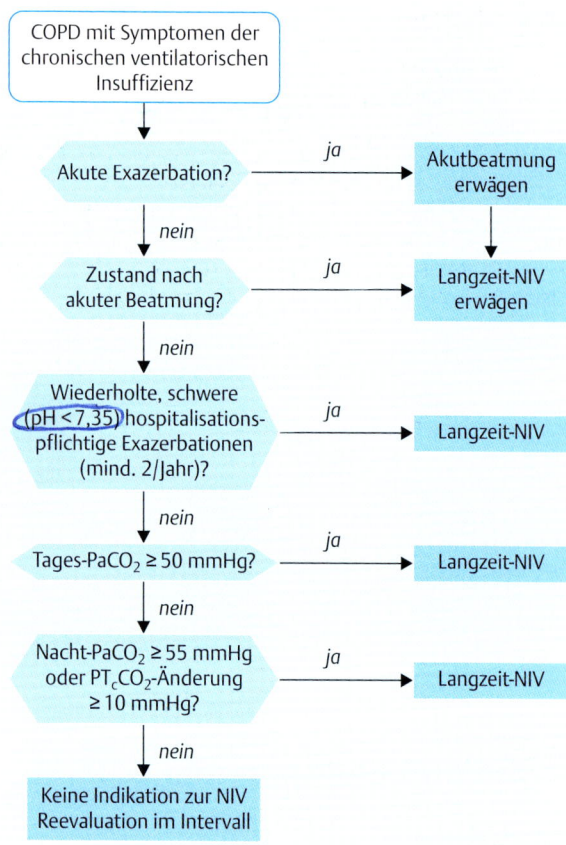

Abb. 2 Algorithmus zur NIV-Therapie bei chronisch stabiler COPD.

5.3   Empfehlungen

- NIV ist die primäre Therapieoption zur außerklinischen Beatmung von COPD-Patienten mit chronischer ventilatorischer Insuffizienz.
- Wichtigste Kriterien für den Beginn einer langfristigen NIV sind die Hyperkapnie in Kombination mit den typischen Symptomen der ventilatorischen Insuffizienz, Einschränkungen der Lebensqualität bzw. rezidivierenden Exazerbationen.
- Ziel der Beatmung ist die Normalisierung des $PaCO_2$; ausreichend hohe Beatmungsdrücke sind hierfür notwendig.

6   Thorakal-restriktive Erkrankungen

Die primäre Therapieoption bei thorakal-restriktiven Erkrankungen mit chronischer ventilatorischer Insuffizienz ist die NIV, in der Regel bei folgenden Erkrankungen:
- (Kypho-) Skoliose
- Kyphose
- Kielbrust
- Trichterbrust
- Morbus Bechterew
- restriktive Pleuraerkrankungen
- Post-Tbc-Syndrom
- posttraumatische Thoraxdeformität
- postoperative Thoraxdeformität (Thorakoplastik)

6.1   Indikationen

Bei Symptomen der chronischen ventilatorischen Insuffizienz und Einschränkungen der Lebensqualität gelten folgende Indikationskriterien (mindestens 1 Kriterium muss erfüllt sein) (s. Abb. **3**):
- chronische Tageshyperkapnie mit $PaCO_2 \geq 45$ mmHg
- nächtliche Hyperkapnie mit $PaCO_2 \geq 50$ mmHg
- Normokapnie am Tag mit Anstieg des PT_cCO_2 um ≥ 10 mmHg in der Nacht

Bei Patienten ohne manifeste Hyperkapnie, aber schwerer restriktiver Ventilationsstörung (VC < 50% Soll) müssen kurzfristige klinische Kontrolluntersuchungen innerhalb von 3 Monaten, einschließlich einer Polygrafie, erfolgen.

6.2   Durchführung

- NIV im druckgesteuerten als auch volumengesteuerten Modus.
- Bei Druckvorgabe maximale Beatmungsdrücke von oft bis zu 20–25 mbar.
- Zur Verbesserung der Ventilation ggf. Umstellung von Druck- auf Volumenvorgabe erwägen.
- Ein EPAP ist bei fehlender Obstruktion meist nicht notwendig.

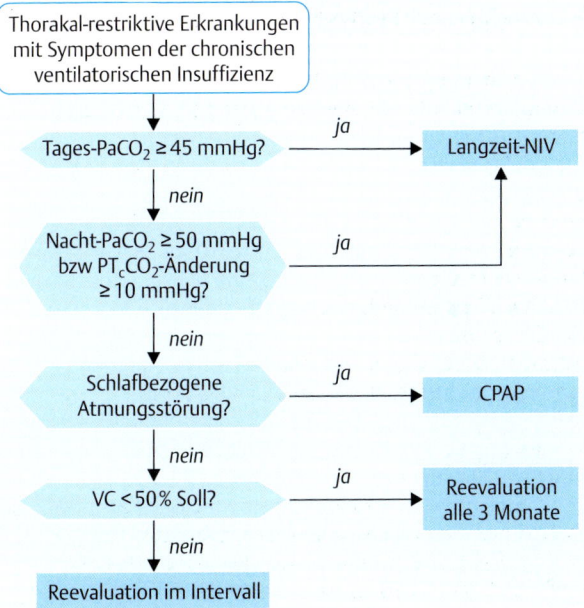

Abb. **3**   Therapiealgorithmus der NIV bei thorakal-restriktiven Erkrankungen.

6.3   Empfehlungen

- NIV ist die primäre Therapieoption zur außerklinischen Beatmung von Patienten mit chronischer ventilatorischer Insuffizienz bei thorakal-restriktiven Erkrankungen.
- Wichtigste Kriterien für den Beginn einer langfristigen NIV sind die Hyperkapnie in Kombination mit den typischen Symptomen der ventilatorischen Insuffizienz bzw. Einschränkungen der Lebensqualität.
- Bei Symptomen der Hypoventilation und fehlender Hyperkapnie muss eine schlafmedizinische Untersuchung erfolgen.
- Patienten mit schwerer restriktiver Ventilationsstörung, aber noch nicht manifester Hyperkapnie müssen engmaschig kontrolliert werden.

7 Obesitas-Hypoventilations-Syndrom

Die primäre Therapieoption bei OHS mit chronischer ventilatorischer Insuffizienz sind CPAP und NIV entsprechend der unten aufgeführten Indikationen.

7.1 Indikation

Bei hoher Begleitprävalenz eines obstruktiven Schlafapnoe-Syndroms (90 % der Fälle) ist grundsätzlich eine primäre schlafmedizinische Diagnostik mittels Polysomnografie sinnvoll. Kann unter CPAP die nächtliche Hypoventilation beseitigt oder deutlich vermindert werden (nächtliches PT_cCO_2 < 55 mmHg), sollte diese Therapie zunächst fortgesetzt werden.

Die Indikation zur Einleitung einer NIV ergibt sich bei symptomatischer chronischer ventilatorischer Insuffizienz in folgenden Situationen unter adäquater CPAP-Therapie bei (s. Abb. **4**):

- ≥ 5-minütigem Anstieg des nächtlichen PT_cCO_2 > 55 mmHg bzw. des $PaCO_2$ ≥ 10 mmHg im Vergleich zum Wachzustand
  oder
- Desaturationen < 80 % SaO_2 über ≥ 10 Minuten.

Eine primäre NIV kann bei schwerer Hyperkapnie oder symptomatischen schweren Komorbiditäten nach ärztlicher Einschätzung indiziert sein.

Ist im Rahmen der ersten Therapiekontrolle mittels Poly(somno)-grafie unter CPAP-Therapie keine Besserung der typischen Symptome der chronischen Hypoventilation oder keine Normokapnie am Tag zu verzeichnen („non-responder"), ist die Umstellung auf NIV indiziert.

7.2 Durchführung

- Titration des CPAP-Druckes bis zur Beseitigung der Hypoventilationen.
- Bei NIV-Therapie Anhebung des EPAP bis zur Beseitigung der Obstruktionen mit begleitender Titration des inspiratorischen Drucks.

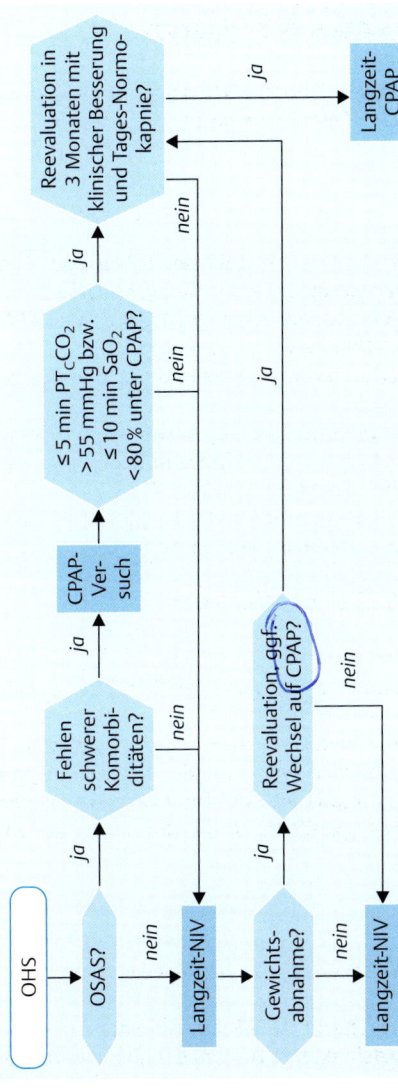

Abb. 4 Algorithmus zur Therapieeinleitung bei OHS.

- Bei erheblicher Gewichtsabnahme wiederholter CPAP-Versuch, ggf. Wechsel von NIV auf CPAP, bzw. Auslassversuch, unter poly(somno)grafischer Kontrolle möglich.
- Jede Therapie sollte Maßnahmen zur Reduktion des Körpergewichts beinhalten.

7.3   Empfehlung

- CPAP oder NIV sind die primären Therapieoptionen zur außerklinischen Beatmung von Patienten mit OHS. Eine begleitende Gewichtsreduktion ist anzustreben.
- Ein primärer Therapieversuch mit CPAP unter polysomnografischen Bedingungen sollte bei Patienten ohne signifikante Komorbiditäten erfolgen. Bei signifikanten Komorbiditäten kann primär die NIV indiziert sein.
- Bei persistierender Hypoventilation unter CPAP (≥ 5-minütiger Anstieg des $PT_cCO_2 > 55$ mmHg bzw. des $PaCO_2 \geq 10$ mmHg im Vergleich zum normokapnischen Wachzustand bzw. eine Desaturation $< 80\%$ über ≥ 10 Minuten) ist NIV indiziert.
- Bei signifikanter Gewichtsreduktion können eine Therapieumstellung von NIV auf CPAP oder auch ein Auslassversuch möglich sein.

8 Neuromuskuläre Erkrankungen

Bei Vorliegen einer neuromuskulären Erkrankung (NME) mit dem Risiko der Entwicklung einer Atempumpenschwäche sollte in regelmäßigen Abständen (alle 3–12 Monate, je nach Grunderkrankung) ein Screening von Lungenfunktion und Blutgasen (bei einer VC < 70% auch eine Polygrafie) erfolgen, um rechtzeitig und nicht erst im Fall einer respiratorischen Dekompensation eine Atempumpschwäche zu diagnostizieren.

8.1 Indikation zur NIV

Die Indikation zur NIV bei symptomatischen NME besteht bei Vorliegen von (s. Abb. 5) (mind. 1 Kriterium):
- chronischer Tages-Hyperkapnie mit $PaCO_2 \geq 45$ mmHg
- nächtlicher Hyperkapnie mit $PaCO_2 \geq 50$ mmHg
- Normokapnie am Tag mit Anstieg des PT_cCO_2 um ≥ 10 mmHg in der Nacht
- rascher relevanter Abnahme der VC

Eine Tageshyperkapnie sollte nicht abgewartet werden, sondern bereits bei den ersten Zeichen der nächtlichen Hyperkapnie sollte die NIV den Patienten angeboten werden. Für eine prophylaktische Beatmung ergibt sich bei fehlenden Symptomen und fehlender Hypoventilation keine Indikation. Andere Indikationen zur NIV bestehen vor geplanter Wirbelsäulen-Korrektur-Operation bei Vorliegen einer VC < 60% Soll bzw. einer FEV_1 < 40% Soll, bei Schwangerschaft und eingeschränkter Lungenfunktion sowie zur Palliation bei Dyspnoe.

8.2 Indikation zur invasiven Beatmung via Tracheostoma

Bei Patientenwunsch und Einwilligung nach ausführlicher Aufklärung besteht die Indikation zur Tracheotomie in folgenden Situationen (s. Abb. 5):
- Unfähigkeit, einen passenden Beatmungszugang für die NIV anzupassen
- Intoleranz der NIV
- Ineffektivität der NIV
- Schwere bulbäre Symptomatik mit rezidivierenden Aspirationen

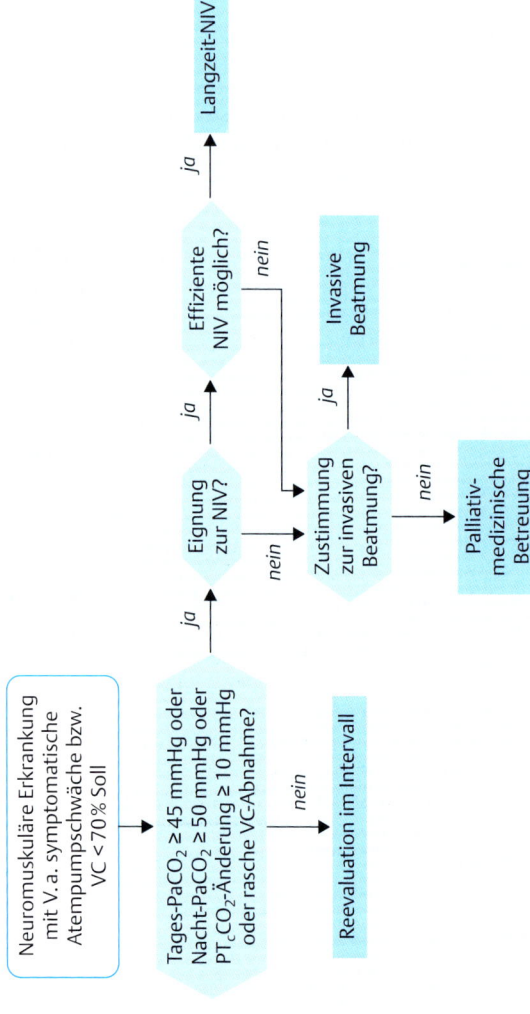

Abb. 5 Algorithmus zur Einleitung einer Beatmung bei chronisch respiratorischer Insuffizienz bei NME.

- Ineffektivität des nichtinvasiven Sekretmanagements
- Scheitern der Umstellung auf NIV nach Intubation und invasiver Beatmung

8.3   Durchführung

Besonderheiten bei der Beatmung von Patienten mit NME betreffen:

- Muskelschwäche im oropharyngealen Bereich mit dem Risiko der Unfähigkeit zum Mundschluss oder nur unzureichendem Mundschluss
- Bulbäre Symptome mit dem Risiko rezidivierender Aspirationen
- Sialorrhö; Therapie mit Anticholinergika (z. B. Scopolamin-Pflaster), Amitriptylin oder Botulinumneurotoxin-A-Injektion in Speicheldrüsen
- Hustenschwäche mit Ausbildung akuter Dekompensationen (s. auch Kap. 8.4)

Zu weiteren Besonderheiten, insbesondere auch bezüglich der amyotrophen Lateralsklerose sei auf den Volltext der Leitlinie (s. Kap. 1) verwiesen.

8.4   Hustenschwäche und Sekretmanagement

Bei einem eingeschränkten Hustenstoß (peak cough flow; PCF < 270 l/min) können akute Dekompensationen und gehäufte Aspirationspneumonien auftreten. Maßnahmen zur Sekretelimination sollten bei SaO_2 < 95 % bzw. Abfall um 2 – 3 % vom individuellen Bestwert eingeleitet werden.

Ein nach Stufen aufgebautes Sekretmananagement (s. Abb. **6**) besteht aus Maßnahmen zur Erhöhung des intrapulmonalen Volumens durch Luft stapeln (air stacking), Froschatmung oder manueller Hyperinflation sowie aus assistierten Hustentechniken oder mechanischen Hustenhilfen (CoughAssist®, Pegaso Cough®).

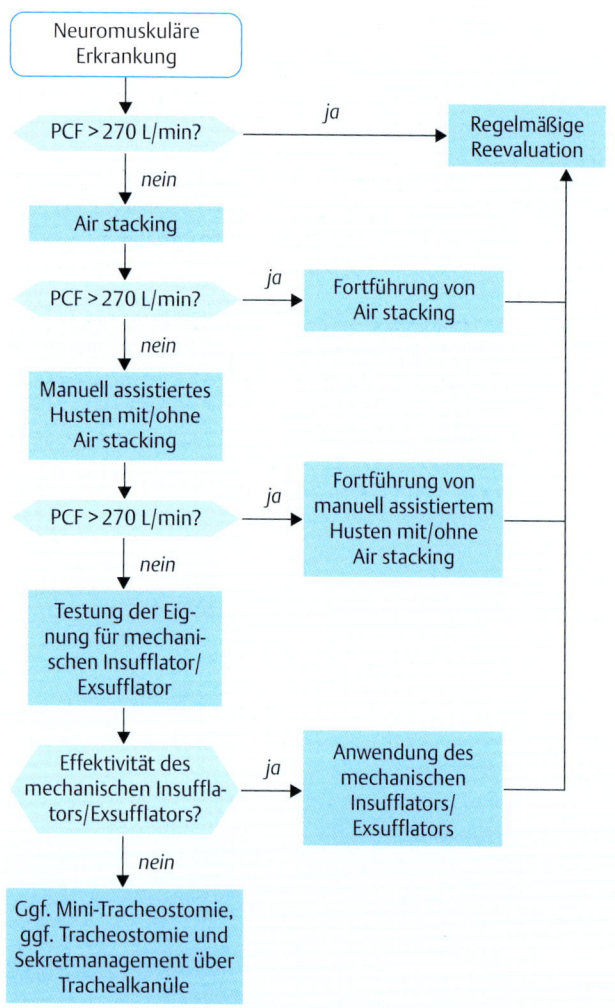

Abb. **6** Algorithmus für das Sekretmanagement bei nichtinvasiver Beatmung bei NME.

8.5 Empfehlung

- Bei Patienten mit NME sollte eine klinische Beurteilung und Bestimmung der VC in 3–12 monatigen Abständen erfolgen. Bei einer VC < 70 % sind Polygrafie und PT_cCO_2-Messung indiziert.
- NIV ist die primäre Therapieoption zur außerklinischen Beatmung von Patienten mit chronischer ventilatorischer Insuffizienz bei NME; bei Nicht-Durchführbarkeit, Scheitern oder Ablehnung sollte eine invasive außerklinische Beatmung nur auf ausdrücklichen Wunsch des Patienten bzw. Betreuers eingeleitet werden.
- Wichtigste Kriterien für den Beginn einer NIV sind Hyperkapnie in Kombination mit den typischen Symptomen der ventilatorischen Insuffizienz und Einschränkungen der Lebensqualität.
- Die Messung der Hustenkapazität ist bei NME-Patienten obligat. Bei Hustenschwäche (PCF < 270 l/min) ist die Einleitung eines Sekretmanagements indiziert.

9 Besonderheiten in der Pädiatrie

Die Grunderkrankungen, die im Kindesalter zur chronischen ventilatorischen Insuffizienz führen (s. Tabelle **2**), sind meist komplex, oft mit mehreren Behinderungen verbunden und erfordern deshalb die Behandlung in einem spezialisierten Zentrum. Ein therapeutisches Gesamtkonzept muss den progredienten Verlauf der Grunderkrankung mit all seinen respiratorischen Komplikationen antizipieren und Infektionsprophylaxe, Beatmung, Therapie der Husteninsuffizienz, ausreichende Ernährung und ein adäquates Management von Komplikationen und Notfällen beinhalten. Belastungen wie Fieber, Atemwegsinfektionen oder Operationen können eine Beatmung frühzeitiger notwendig machen.

9.1 Pädiatrische Besonderheiten für die außerklinische NIV

- Nicht alle Beatmungsgeräte sind speziell für Kleinkinder zugelassen und geeignet.
- Muskelschwache Kinder können meist das Beatmungsgerät nicht selbstständig triggern.
- Kleinkinder haben sehr geringe Beatmungsvolumina.
- Kinder haben eine unregelmäßige Atemfrequenz und Atemtiefe.
- Es liegt ein ständiger Wechsel des Beatmungsbedarfs (Wachzustand, Abhängigkeit zum Schlafstadium, bei Fieber oder Atemwegsinfekten) vor.
- Konfektionierte Masken haben einen relativ hohen Totraum und passen insbesondere jüngeren Kindern oft nicht. Das Risiko der Entwicklung einer Mittelgesichtshypoplasie ist bei Masken mit hohem Anpressdruck erhöht.
- Kleinkinder, aber auch Kinder mit Muskelerkrankungen und Immobilität, können sich die Beatmungsmaske im Notfall (Gerätefehlfunktion, Stromausfall) nicht selbstständig abnehmen.

Daher ergeben sich folgende spezielle Anforderungen:
- Ein sensibler Trigger und geringe Atemzugvolumina müssen zur optimalen Beatmungssteuerung möglich sein.
- Insbesondere bei Kleinkindern ist in der Regel eine erfolgreiche Beatmung nur mit druckgesteuerten Geräten möglich.
- Eine Anpassung an Atemmuster und Leckagen ist unter druckgesteuerter Beatmung besser als unter Volumenvorgabe.

Tabelle **2** Pädiatrische Erkrankungen, die mit einer Ateminsuffizienz einhergehen und eine Beatmung notwendig machen können.

1. Lungenerkrankungen
zystische Fibrose
bronchopulmonale Dysplasie

2. Neuromuskuläre Erkrankungen
Duchenne-Muskeldystrophie
spinale Muskelatrophie
kongenitale Muskeldystrophie
myotone Dystrophie
Myopathien (Kongenitale, mitochondrale, Speicherkrankheiten)

3. Erkrankungen und Syndrome mit primärer und sekundärer Thoraxdeformität
asphyxierende Thoraxdystrophie
Achondroplasie
McCune-Albright-Syndrom
infantile Zerebralparese
Meningomyelocele

4. Zentrale Atemregulationsstörungen
kongenitale zentrale Hypoventilation (Undine-Syndrom)
erworbene zentrale Hypoventilation nach Trauma, Enzephalitis, ZNS-Degeneration
Hydrozephalus mit erhöhtem Hirndruck
Arnold-Chiari-Malformation

5. Obesitas-Hypoventilations-Syndrom
alimentäre Adipositas per magna
Prader-Labhard-Willi Syndrom

6. Erkrankung mit primär nicht korrigierbarer Obstruktion der oberen Atemwege (wenn CPAP-Therapie unzureichend)
Down-Syndrom
Mitochondriopathien
Mittelgesichtshypoplasien (Pierre-Robin-Sequenz u. a.)
alimentäre Adipositas per magna
Prader-Labhard-Willi-Syndrom

▪ Eine Versorgung mit Individualmaske ist bei Ineffektivität mit konventioneller Maske indiziert. Eine Neuanfertigung im Kindesalter ist wegen des Wachstums häufiger notwendig.

9.2   Pädiatrische Besonderheiten für die außerklinische invasive Beatmung

Grundsätzlich unterscheidet sich die Indikation zur invasiven Beatmung bei Kindern nicht von der bei Erwachsenen und sollte in enger Zusammenarbeit mit den Kindern, Eltern und dem Behandlungsteam erwogen werden.

- Mit abnehmendem Kanüleninnendurchmesser steigt die Gefahr der Sekretverlegung.
- Bei kleinen Kanülen steigt der Atemwegswiderstand schon bei geringfügigen Verunreinigungen exponentiell an.
- Hoher Flüssigkeitsverlust bei kindlicher Tachypnoe erfordert eine ausreichende Konditionierung der Atemluft.
- Eine ausreichende Leckage zur Lautierung bei Säuglingen und Kleinkindern ist für die Sprachentwicklung notwendig.
- Kanülenassoziierte Notfälle treten häufiger als im Erwachsenenalter auf (akzidentelle Kanülenentfernung, Aspirationen)

Bei Atemwegsinfekten, Fieber, vermehrtem Sekret, Husten, Luftnot und angestrengter Atmung, ist eine Pulsoxymetrie (s. Tabelle **3**) unter Spontanatmung unter Raumluft indiziert.

Die außerklinische Versorgung nichtinvasiv und invasiv beatmeter Kinder bedarf eines multidisziplinären Teams. Für die detaillierten Anforderungen auch hinsichtlich des Beatmungsmonitorings und des Sekretmanagements sei auf den Volltext der Leitlinie verwiesen (s. Kap. 1)

Tabelle **3**   Pulsoxymeter-Protokoll.

$SaO_2 > 95\%$	kein Interventionsbedarf
SaO_2 zwischen 90 % und 95 %	Intensivierung von Masken-Beatmung und/oder assistiertes Husten
$SaO_2 < 90\%$ trotz Beatmung	Kontakt zum Beatmungszentrum

10   Ethische Betrachtungen

Die Prognose von Patienten mit chronischer ventilatorischer Insuffizienz ist häufig eingeschränkt. Vor diesem Hintergrund bekommt die Lebensqualität eine besondere Bedeutung. Hier bietet die außerklinische Beatmung einerseits die Chance, das Ausmaß der chronischen ventilatorischen Insuffizienz und die Lebensqualität deutlich zu verbessern; sie birgt aber auch die Gefahr, das Leiden des Patienten unnötig zu verlängern und ein würdevolles Sterben am Ende einer langen Krankengeschichte zu verhindern.

Der Bundesgerichtshof hat schon 1991 entschieden, dass bei aussichtsloser Prognose Sterbehilfe entsprechend dem erklärten oder mutmaßlichen Patientenwillen durch die Nichteinleitung (*withholding*) oder den Abbruch (*withdrawing*) lebensverlängernder Maßnahmen (u. a. Beatmung) geleistet werden darf, um dem Sterben, ggf. unter wirksamer Schmerzmedikation, seinen natürlichen, der Würde des Menschen gemäßen, Verlauf zu lassen.

Eine ausführliche Beschreibung der „end-of-life"-Gesichtspunkte bei chronischer ventilatorischer Insuffizienz und Beatmungstherapie ist der Vollversion der Leitlinie zu entnehmen (s. Kap. 1). Folgende **Empfehlungen** lassen sich daraus zusammenfassen:

- Bei weit fortgeschrittener oder rasch progredienter chronischer ventilatorischer Insuffizienz müssen Patienten und deren Angehörigen frühzeitig über drohende respiratorische Notfallsituationen und therapeutische Optionen für das Endstadium der Erkrankung informiert werden.
- Eine partnerschaftliche Beziehung zwischen Patient, Arzt und Pflegekraft ist auch in der letzten Lebensphase notwendig, wobei ärztliche Kompetenz, aber auch klare Äußerungen zur Prognose gerade bei Fragen zum Lebensende und die ärztliche Fürsorgepflicht weiter unverzichtbar bleiben.
- Die in einer Patientenverfügung zum Ausdruck gebrachte Ablehnung einer Behandlung ist für den Arzt bindend, sofern die konkrete Situation derjenigen entspricht, die der Patient in der Verfügung beschrieben hat, und keine Anhaltspunkte für eine nachträgliche Willensänderung erkennbar sind.

- Bei Begrenzung (*withholding*) oder Abbruch (*withdrawing*) der Beatmung müssen die Prinzipien der Palliativmedizin unter Nutzung von medikamentöser präemptiver Therapie von Dyspnoe, Agitation und Schmerzen in Kombination mit nicht medikamentösen Therapieoptionen angewendet werden.
- Es sollte ein gesonderter räumlicher Bereich vorhanden sein, in dem Patienten im Beisein ihrer Angehörigen ein würdiges Sterben ermöglicht wird.

Abkürzungsverzeichnis

COPD	Chronic obstructive pulmonary disease (Chronisch obstruktive Lungenerkrankung)
CPAP	Continuous positive airway pressure (konstanter positiver Atemwegsdruck)
EPAP	Expiratory positive airway pressure (exspiratorischer positiver Atemwegsdruck)
LTOT	Long-term oxygen therapy (Langzeitsauerstofftherapie)
NIV	Non-invasive ventilation (Nichtinvasive Beatmung)
NME	Neuromuskuläre Erkrankungen
OHS	Obesitas-Hypoventilations-Syndrom
$PaCO_2$	Arterieller Kohlendioxidpartialdruck
PaO_2	Arterieller Sauerstoffpartialdruck
PCF	peak cough flow (Hustenspitzenfluss)
PEEP	Positive endexpiratory pressure (positiver endexspiratorischer Druck)
PT_cCO_2	Transkutaner Kohlendioxidpartialdruck
SaO_2	Sauerstoffsättigung
VC	Vital capacity (Vitalkapazität)